Tc 67/15

AF459677

I.2660.
O.a.j.

184.

DU DANGER

DE L'APPLICATION

DE LA GLACE

DANS LES FIÈVRES CÉRÉBRALES,

ET QUELQUES OBSERVATIONS SUR LES MALADIES DES MÉNINGES;

SUIVI

D'un Traité sur les Affections Dartreuses;

PAR LE DOCTEUR BERTHOMÉ,

Ancien médecin de l'hôpital d'Argenteuil, inspecteur des eaux sulfureuses d'Enghien, membre correspondant de l'académie royale de médecine de Paris et de plusieurs sociétés savantes.

Prix des deux Brochures réunies, 1 fr. 25 cent.

PARIS,

CHEZ L'AUTEUR, RUE DES PROUVAIRES, N° 32;

Et chez les principaux Libraires.

1831.

BIBLIOTHÈQUE ROYALE

AVANT-PROPOS.

Il est quelquefois très difficile de cicatriser certains ulcères qui reconnaissent souvent pour cause un vice dartreux, scrofuleux ou syphilitique, et il est important de prendre de grandes précautions avant de chercher à en obtenir la cicatrisation, afin d'éviter une répercussion toujours si dangereuse; mais on pare à ce grand inconvénient, en employant le traitement du docteur Berthomé.

Le docteur Berthomé a eu l'honneur de présenter à MM. le baron Dubois, doyen de la faculté de médecine de Paris, et Pariset, secrétaire perpétuel de l'académie de médecine, plusieurs personnes atteintes de dartres très considérables et très anciennes; quatre mois après il les a reconduites chez ces messieurs, après avoir obtenu une parfaite guérison: entre autres madame Quizi, Françoise Simard, demeurant rue St.-Jacques, n° 128, ayant sur toute la figure des ulcères rongeans dartreux, depuis treize ans. Renvoyée, comme incurable, des hôpitaux de St.-Louis et des Capucins, après avoir subi dans ces deux maisons des traitemens de toute nature, elle fut adressée à M. Berthomé le 16 juin 1830, par le bureau de charité du 11e arrondissement, auquel ce docteur avait fait annoncer, ainsi qu'à tous les bureaux de charité de Paris, qu'il traiterait gratuitement et donnerait les médicamens, aux personnes atteintes de cette maladie, qui seraient porteurs d'un certificat d'indigence. M. le docteur Berthomé présenta cette malade dans la position décrite ci-dessus, le 2 juillet 1830, à MM. Dubois et Pariset, qui tous les deux veulent bien l'autoriser à le publier. Vers la fin de novembre, M. Berthomé l'a représentée de nouveau à ces messieurs et à plusieurs membres de l'académie de médecine à la sortie d'une séance. Alors M. Pariset leur a déclaré avoir vu la malade portant cinq ulcères dartreux très considérables puisqu'ils comprenaient presque toute la figure, mais dont il ne reste maintenant d'autre trace que les cicatrices. Les personnes qui voudront la voir la trouveront à l'adresse désignée.

M. le docteur Berthomé a l'honneur d'offrir aux personnes des deux sexes habitant les départemens, et qui voudraient se faire traiter par lui de cette maladie, une maison de convalescence réunissant à l'avantage d'être à la porte de Paris, celui d'y trouver tous les agrémens de la société et les soins que pourrait exiger leur position. Elle est située dans les Champs-Élysées, près la barrière de l'Étoile et du bois de Boulogne; on y a donc la plus grande facilité pour communiquer avec Paris, ce qui sera apprécié par les personnes qui voudront bien honorer M. Berthomé de leur confiance, et que des affaires peuvent appeler dans la capitale, attendu que le traitement de M. le docteur Berthomé n'exige pas un séjour continuel.

Consultations tous les jours de dix heures à une heure, excepté le samedi et le dimanche. Si on ne veut aller consulter on peut écrire; M. Berthomé se transportera à domicile à Paris: affranchir. Il demeure n° 32 rue des Prouvaires.

DU DANGER

DE L'APPLICATION

DE LA GLACE

DANS LES FIÈVRES CÉRÉBRALES,

ET QUELQUES OBSERVATIONS SUR LES MALADIES DES MÉNINGES ;

SUIVI

D'un Traité sur les Affections Dartreuses ;

PAR LE DOCTEUR BERTHOMÉ,

Ancien médecin de l'hôpital d'Argenteuil, inspecteur des eaux sulfureuses d'Enghien, membre correspondant de l'académie royale de médecine de Paris et de plusieurs sociétés savantes.

Lorsque j'exerçais la médecine à Argenteuil à 2 lieues de Paris, une dame de ce pays, il y a trois ans, à la suite d'une couche, fut atteinte d'une fièvre *dite* miliaire, avec délire, qui devint tellement violente, que le mari voulut avoir l'avis de plusieurs médecins. En conséquence je fus appelé auprès de la malade, et d'accord avec mon confrère, nous commençâmes par faire plusieurs saignées, nous appliquâmes des vésicatoires aux jambes, des synapismes, enfin ce que l'art indique dans ce cas. Tous ces moyens devenant insuffisans pour parer à une maladie aussi grave, on eut recours à un des médecins célèbres de Paris, M. Foucquier, auquel mon confrère fit un rapport par écrit de ce qu'il avait observé depuis le commencement de la maladie. Nous allâmes ensuite ensemble voir la malade qui était dans un délire continuel, le pouls, depuis quatre jours, avait cent cinquante pulsations à la minute. M. Foucquier chercha, comme nous l'avions fait, à calmer la malade en lui donnant ses sages conseils, desquels elle ne tint aucun compte; M. Foucquier ajouta à ce qui avait été fait quelques nouvelles prescriptions qui furent scrupuleusement exécutées; mais rien ne calmait l'état d'agitation de la malade : le délire qui continuait toujours, nous faisait concevoir une grande inquiétude pour ses suites.

Dans cette effervescence, elle demandait ses médecins à chaque instant; elle leur disait continuellement qu'elle savait bien qu'elle allait mourir, qu'il fallait qu'elle abandonnât tout ce qui lui était cher, que nous n'étions point capables de la sauver de cette maladie, etc.

Je pensai que cette imagination délirante, cette idée fixe de la mort; cette irritation nerveuse, reconnaissaient pour cause le chagrin d'abandonner un mari et des enfans adorés, ce qui était suffisant pour produire cet état d'agitation, qui devenait tous les jours de plus en plus alarmant.

C'était donc une affection morale à laquelle il fallait remédier; elle pouvait nous donner une véritable inflammation des méninges, en raison de l'influence du moral sur le physique. En effet nous voyons quelquefois une inflammation se manifester au cerveau à la suite d'une passion violente. Chez la malade, c'était le grand intérêt qu'elle portait à sa famille qui allait devenir la cause de sa mort.

Nous avons voulu pendant plusieurs jours faire avec la malade des raisonnemens tendans à la convaincre que la maladie n'était point dangereuse, qu'elle seule aggravait les accidens, en se tourmentant continuellement; rien ne pouvait l'apaiser, elle ne reposait nullement; comme je l'ai dit précédemment le pouls avait cent cinquante pulsations à la minute.

Après avoir réfléchi au moyen que je me proposais d'employer pour calmer la malade, j'allai trouver son mari; je lui demandai s'il croyait qu'en prenant un ton d'autorité, il pouvait espérer d'être écouté. Il me dit que ce moyen avait été mis en usage, mais qu'il n'avait pas réussi. Cela me déconcerta en raison de celui que je me proposais d'essayer; mais en même temps c'était pour moi une indication qu'il fallait mettre d'autant plus de fermeté dans les expressions dont j'allais me servir : alors je lui fis part de mon projet auquel il ne fit aucune objection, tant il était accablé du malheur qui le menaçait.

Je le laissai dans cet état, je rentrai à l'instant auprès de la malade, je lui dis d'un ton sévère : Allons madame il est inutile que nous revenions vous voir ; par vos cris et vos lamentations continuelles vous détruisez tout le bien que nous pouvons vous faire ; votre maladie n'est point dangereuse, tout le monde le sait, quelle opinion voulez-vous qu'on ait de nous dans Argenteuil? vous voulez donc nous perdre de réputation : on dira partout : Ce sont deux ignorans, ils avaient à traiter quelqu'un dont la maladie était toute simple, ils l'ont laissée mourir. Alors je dis à mon confrère : Prenez votre chapeau, allons-nous en. La malade dit alors avec un ton désolé : Vous ne reviendrez donc plus me voir ? Je repris sur-le-champ : Il ne tient qu'à vous, madame; ne parlez point et nous reviendrons dix fois par jour si vous le voulez. Eh bien ! dit la malade je ne parlerai plus. Cinq minutes après, nous passâmes dans la chambre à côté, nous y restâmes une demi-heure, elle ne parla plus pendant ce temps ; nous rentrâmes la féliciter, nous lui dîmes que déjà son pouls était plus calme, quoiqu'il n'en fût rien, il n'était pas possible que cette grande irritation se calmât dans une demi-heure.

J'allai chez un voisin auquel je fis part de ce que je venais de faire et du succès que nous en avions obtenu jusque là. Je retournai voir la malade au bout d'une heure, elle n'avait pas dit un mot; je l'en félicitai de nouveau, je lui dis que maintenant nous étions sûrs de sa guérison. De temps en temps il lui reprenait quelques envies de parler, mais il suffisait de rappeler notre défense ou notre menace de ne plus revenir pour lui rendre la raison.

Je dois compte des motifs qui m'avaient

fait prendre cette détermination; il fallait tâcher de détruire une forte impression par une autre plus forte encore, frapper en quelque sorte la malade de stupéfaction; mais en même temps il était nécessaire de lui présenter un correctif. Pour nous ce correctif, c'était celui de venir aussi souvent qu'elle le voudrait, et comme elle nous demandait à chaque instant, elle nous voyait souvent l'un ou l'autre auprès d'elle; mais il était toujours nécessaire de lui laisser l'inquiétude de ne pas nous revoir, si elle ne remplissait pas exactement nos volontés.

Par le langage que je lui avais tenu, j'avais produit une telle impression sur ses idées, qu'elle me considérait comme bien méchant, sans doute parce que je lui avais défendu de parler. Elle le disait aux personnes qui l'entouraient, qui se donnaient bien de garde de lui dire le contraire; mais à mesure que ses facultés morales se rétablirent, elle me rendit plus de justice. Tous les jours nous avions quelques diminutions dans la vélocité du pouls; insensiblement il reprit son état naturel, et deux mois après la malade fut radicalement guérie.

Quelques personnes blâmeront peut-être ce mode de traitement, craignant les effets d'une impression trop vive; mais l'idée de voir à chaque instant ses médecins devait la tranquilliser. Il faut ici admettre qu'à la place de cette idée, qui était celle qui flattait la malade, toute autre qui devra produire une sensation plus ou moins agréable aura le même résultat. Il faut donc que le médecin tâche d'avoir la confiance de son malade par tous les moyens possibles, qu'il cherche à découvrir les objets qui l'affectent ou ceux qu'il affectionne, afin d'éloigner de lui tout ce qui pourrait l'exciter péniblement.

Agir particulièrement sur le moral est un traitement qui me paraît indiqué dans ces sortes de maladies, et qui n'est peut-être pas assez mis en usage pour les combattre. Réunis à tous ceux que l'art indique, et avant que l'irritation des méninges ait amené une inflammation, et l'inflammation une congestion, je crois qu'ils peuvent conjointement opérer d'heureuses solutions.

L'espèce d'affection cérébrale dont je viens de parler pouvait, en continuant quelques jours de plus, entraîner la perte de la malade.

Jusque-là il n'y avait eu qu'un commencement d'irritation vers le cerveau, laquelle avait été modifiée par les saignées répétées pendant plusieurs jours; consécutivement nous avions une agitation nerveuse, qui se faisait sentir par des soubresauts dans les tendons des fléchisseurs de l'avant-bras.

Si malgré tous les moyens que nous avions employés l'irritation fût devenue plus intense, suite de l'agitation continuelle dans laquelle était la malade, l'inflammation des méninges aurait eu lieu, la congestion aurait augmenté, la réaction serait peut-être devenue impossible par suite de la congestion, des convulsions se seraient manifestées et assurément la mort en aurait été la suite.

Voici une observation qui démontre jusqu'à quel point un malade atteint d'affection cérébrale, peut être affecté péniblement, par un objet qu'il affectionnait dans l'état de santé.

J'ai vu une femme atteinte de cette maladie, qui avait toujours fait bon ménage (j'en étais sûre), avoir pour son mari une telle antipathie, que lorsqu'il paraissait devant elle, elle entrait dans une espèce de fureur.

Cet homme qui aimait beaucoup sa femme, et qui n'avait jamais eu pour elle que de bons procédés en était désolé; je le tranquillisais autant qu'il m'était possible; mais en même temps, je lui conseillais de ne pas reparaître devant elle que je ne le lui permisse, il s'y soumit. Lorsque son épouse alla mieux, que son moral commença à se rétablir, elle me demanda où était son mari, je lui dis que pour des affaires qui concernaient sa profession d'entrepreneur, il avait été obligé de s'absenter depuis trois jours, mais qu'il devait être de retour dans une demi-heure. J'allai le prévenir de la demande que venait de me faire son épouse, et la réponse que j'avais faite; je lui dis qu'il fallait qu'il se présentât devant elle, comme arrivant de voyage, et surtout de ne rien rappeler de ce qui s'était passé.

Quand elle fut parfaitement rétablie et qu'il lui dit l'espèce de haine qu'elle avait conçue contre lui, elle n'en pouvait pas revenir.

Comment expliquer uue pareille bizarrerie, il ne faut pas l'entreprendre, mais il faut s'y conformer.

Du danger de l'application de la glace dans les fièvres cérébrales.

Je ne conseillerai jamais l'application de la glace dans cette maladie; je considère ce moyen comme un des plus dangereux par l'effet qu'il produit; il ôte à la médecine une de ses plus grandes ressources dans la guérison des maladies, je veux parler de la transpiration. Des médecins instruits qui joindront à leur instruction une longue expérience, devront sans doute un jour être appelés à donner un avis qui, dans ce cas, deviendra précieux pour l'humanité, en ce qu'ils fixeront un traitement qui présente tant de difficultés par la nature de la maladie, par l'organisation du cerveau, par les complications que cette maladie doit entraîner en raison des lésions qui surviennent dans tous les systèmes organiques, et l'on ne verra plus dans le traitement de cette maladie de ces contradictions, qui en même temps qu'elles détruisent la confiance, doivent avoir des résultats extrêmement fâcheux pour les malades. Pour moi, je serai trop heureux si ces faibles idées médicales peuvent en suggérer d'autres à des hommes capables d'en rendre un compte exact; alors ma tâche sera remplie.

Je dis donc que bien que nous ne soyons frappés que localement d'un froid plus ou moins vif, il en résulte cependant une douleur dans la partie atteinte du froid et quelquefois même de la fièvre. Si ce n'est pas seulement sur la partie qui en a été atteinte que se manifeste la douleur, c'est quelquefois aussi sur quelques uns des principaux organes que se fera sentir une affection plus ou moins grave; je demande maintenant quel est l'effet que devra produire l'application de la glace qui va durer plusieurs jours, que l'on renouvelle constamment, ce qui enlève continuellement au malade une masse immense de calorique.

L'application de la glace doit se faire d'une manière bien moins dangereuse: ne l'appliquez qu'instantanément pendant une heure ou deux; attendez la réaction pour recommencer et ainsi de suite. Mais les deux extrêmes se touchent; oui, la réaction aura lieu, et sera d'autant plus forte que vous aurez fait l'application de la glace peu de temps. Son premier effet qui est de produire de l'irritation sera cause que l'inflammation sera augmentée et fixée même par cette opération : à la suite de cette inflammation, en faisant de nouvelles applications de glace, il surviendra un engourdissement d'après lequel les parties vont être frappées d'inertie, et qui feront que bientôt elles ne seront plus susceptibles de réaction, laquelle inertie sera l'effet de la seconde, de la troisième ou de la quatrième application de glace. Comme on ne peut pas connaître le moment où il faut s'arrêter, j'en conclus qu'il vaut mieux ne pas s'en servir ; on cherche à déterminer de l'irritation sur la partie malade, afin d'avoir de légères inflammations qui feront opérer des réactions ; il n'est pas douteux que si la chose se passait comme on le désire, l'inflammation ne serait juste que ce qu'il faudrait qu'elle fût pour opérer une réaction ; on ne peut pas établir un système médical n'agissant que sur le cerveau, sur ce que dans beaucoup de circonstances une grande quantité d'organes sont irrités partiellement par des inflammations latentes ou manifestes, sans que pour cela les parties plus ou moins éloignées s'en ressentent; mais une partie plus ou moins éloignée du centre peut être lésée sans que tout le système sanguin et le système nerveux se trouvent affectés, parce que dans cette lésion il n'y a de compromis qu'un certain nombre de vaisseaux et une ou deux paires de nerfs; mais au contraire dans l'affection cérébrale toute la maladie est dans le sensorium, commun. Déterminer une irritation dans cette partie de laquelle il nous est impossible de connaître la violence que par les résultats, n'est-ce pas exposer la vie du malade au plus grand des dangers. Si vous avez produit une inflammation, vous ne pouvez en connaître toute l'intensité; si la réaction devient trop violente le malade succombera à cette inflammation, que l'application de la glace va fixer; si au contraire, par l'application de la glace trop long-temps soutenue vous avez frappé la partie malade d'engourdissement, d'immobilité, d'insensibilité; il y aura une inertie complète, résultat de la soustraction du calorique, qui doit produire l'abattement radical du principe vital; la seule circonstance heureuse pour le malade, c'est que l'application de la glace ait été sans action, mais on ne peut pas admettre qu'un moyen aussi énergique soit sans résultat, lorsque le premier effet est de produire de l'irritation; secondement de fixer l'inflammation qui sera susceptible d'acquérir une intensité plus ou moins grande, suivant les forces du malade, desquelles dépend la violence de la maladie.

Attaquer l'affection cérébrale par un moyen qui est si peu en rapport avec notre organisation, est tout-à-fait contraire aux principes physiologiques ; puisque par un semblable système vous anéantissez les fonctions de plusieurs organes, qui lors même qu'elles ne sont que suspendues déterminent des maladies graves.

Nous pouvons diminuer la chaleur vitale par les antiphlogistiques, et par ces moyens ramener les parties malades à leur état naturel; mais une congestion cérébrale survenue à la suite d'inflammation, fixée par le froid, me paraît impossible à détruire, parce que nous ne pouvons pas en connaître tous les résultats. Comment emploierons-nous des moyens de réaction sur un organe dont nous ne connaissons pas toute la profondeur de la lésion, qui peut avoir été frappé d'insensibilité

BIBLIOTHÈQUE ROYALE

et de mortification par l'application répétée de la glace.

La congestion peut avoir lieu par l'excessive chaleur, et être l'effet de la maladie; mais cette congestion peut aussi et bien plus dangereusement avoir été fixée par l'effet d'une température opposée, que l'on aura fait supporter au malade. Voilà pourquoi je dis que les deux extrêmes se touchent. Avec cette différence que l'affection cérébrale, qui a produit irritation, inflammation, congestion, peut être guérie par les antiphlogistiques: tandis que l'application de la glace qui a trouvé les parties malades dans l'état que nous venons de décrire, les a frappées d'engourdissement, d'immobilité, d'insensibilité.

Je crois devoir rapporter une conversation que j'eus l'année dernière avec un confrère, relativement à l'application de la glace dans une affection cérébrale; je lui conseillais de suspendre cette opération sur une personne de ma connaissance âgée de 21 ans, qu'il traitait de cette maladie, et je dirai à sa louange que si l'application de la glace peut réussir dans quelques cas d'affection du cerveau, c'est en employant ces mêmes moyens et dirigés avec autant de connaissance médicale et de sagacité qu'il les dirigeait lui-même. Toutes les parties du corps, à l'exception de celle sur laquelle on faisait l'application de la glace, étaient entourées de linges chauds. Il me dit donc qu'il se donnerait bien de garde de suspendre cette opération; que la malade elle-même la demandait lorsque l'on différait à la lui appliquer; je lui dis que cela prouvait selon moi qu'il y avait un grand degré de sensibilité au cerveau, que l'application de la glace engourdissait et anéantissait en quelque sorte instantanément ; mais en continuant cette application il devait en résulter ce que nous avons dit : engourdissement, immobilité, insensibilité, enfin la mort. Quinze jours après je retournai dans le pays, je m'informai de la malade, j'appris qu'elle n'était plus depuis quelques jours.

Il n'est pas de médecin qui n'ait vu l'effet de la gelée sur des personnes qui l'ont supportée plus ou moins de temps; il y a d'abord engourdissement, faux besoin de sommeil, pendant lequel on éprouve une espèce de jouissance. J'ai une fois sauvé la vie à quelqu'un qui était près de périr par l'effet de la gelée, et qui, dans le moment, fut loin de m'en avoir de l'obligation, parce que, me dit-il, il n'avait jamais été plus heureux. Je racontais ce fait à quelqu'un qui me dit que dans son jeune âge pareille chose lui était arrivé, et qu'il se rappelait parfaitement avoir éprouvé les mêmes effets. Tout ce qui se passe dans ce cas n'est que l'avant-coureur d'une mort certaine, si les forces physiques ne permettent pas de vaincre cette disposition; si la congellation n'a été que locale, il y aura mortification de la partie frappée du froid.

Pendant l'hiver 1826, on m'apporta un matin à l'hôpital d'Argenteuil, un nommé Feche (qui vit encore), surpris par la boisson, il passa la nuit dans un trou à fumier plein de cette matière; s'y étant endormi, sans doute il était placé sur le côté, et celui qui reposait immédiatement sur le fumier fut préservé du froid; l'autre côté en fut atteint, mais seulement une partie de l'extrémité inférieure, laquelle extrémité n'avait été couverte que d'un pantalon de toile. Il est bon de remarquer que le pied et la jambe de ce même côté qui se trouvèrent revêtus d'un bas de laine ne furent point frappés de gangrène.

Je fis placer cette extrémité dans l'eau sortant du puits; quelques minutes après la chaleur fut portée à douze degrés, nous augmentâmes peu à peu, et dans l'espace de quatre heures, nous portâmes la chaleur jusqu'à 25 degrés; ensuite on fit sur la partie des frictions. Malgré tous ces moyens qui furent employés avec beaucoup de persévérance, la partie malade ne parut recouvrer un peu de chaleur vitale qu'au bout de deux fois vingt-quatre heures, mais sans aucune sensibilité. Plusieurs points gangréneux se manifestèrent à la cuisse, il survint des dépôts profonds qui suppurèrent pendant long-temps. Il est donc probable que le froid n'avait pas été porté à un degré très éminent puisqu'un bas de laine avait suffi pour préserver de gangrène la partie qui en avait été recouverte, tandis que la cuisse qui s'était en quelque sorte trouvée à découvert, avait été frappée d'une grande inertie. Quelques degrés de froid, ou quelques heures de plus à l'exposition de la température qu'avait supportée le malade, la gangrène, qui ne se manifesta que sur quelques points, fût devenue générale dans la partie lésée, et tous les moyens curatifs que nous employâmes auraient été insuffisans.

Certes le froid que supportera le malade auquel on fait l'application de la glace, est localement plus considérable que celui qu'a éprouvé la personne dont il est question. Cependant nous voyons des parties de la cuisse tomber en gangrène. D'après ce résultat quelle réflexion ne doit-on pas faire par rapport à l'application de la glace. Nous voyons une extrémité inférieure, la jambe et le pied conservés intacts parce qu'ils ont été suffisamment recouverts pour être préservés du froid; cependant toute cette chaleur vitale, effet de la circulation, a traversé la cuisse pour arriver à la jambe et au pied. Ce ne sont donc que les artérioles et les vaisseaux capillaires sanguins de la cuisse qui ont été interrompus dans leurs fonctions, ce qui a suffi pour plonger cette partie dans un état d'inertie et déterminer les points gangréneux qui se sont manifestés sur la cuisse.

Par l'application de la glace on produit deux effets dont un seul est plus que suffisant pour donner la mort; premièrement l'engourdissement et tous ses résultats, qui feront que, par suite de cette opération, les parties vont devenir insensibles aux stimulans les plus énergiques; secondement la suppression de transpiration.

Je pourrais citer quelques faits qui m'ont été rapportés par des hommes de l'art et des connaissances dans lesquelles on doit avoir confiance. Un médecin de Paris me racontait qu'il a été atteint d'une fièvre cérébrale; au début de la maladie on employa les antiphlogistiques, les saignées, les sangsues, etc.; son état ne s'améliorant pas, on en vint à l'application de la glace; alors la maladie prit un caractère d'intensité très considérable; le malade conservant la connaissance demanda en grace qu'on lui supprimât un pareil traitement. Heureusement pour lui que ce remède n'avait encore produit que de l'irritation. On fit venir un autre médecin qui fit suspendre cette opération, et d'après les effets qu'il en remarqua fit appliquer sur-le-champ soixante sangsues qui arrêtèrent les progrès de l'inflammation; et le malade fut guéri au bout de quelque temps.

En 1826 un homme célèbre par ses connaissances, et qui avait occupé des places importantes sous Napoléon, était atteint de très violens maux de tête devenus chroniques; on avait employé divers traitemens, mais on ne parvenait point à l'en débarrasser. Son médecin, qui était son ami, fut d'avis de lui faire l'application de la glace; le malade se décida avec répugnance à ce traitement dont on fit usage pendant quelques jours; mais on fut loin d'en obtenir le résultat que l'on attendait; le malade disait, ce traitement aggrave ma maladie; définitivement on fut obligé de le supprimer.

Voilà deux citations remarquables et caractéristiques du grand danger de l'application de la glace. Ces deux malades raisonnaient; ils conservaient la connaissance de leur position. Tous les deux sentent le mal augmenter par le traitement qu'on leur fait subir; ils demandent qu'on le supprime. Le plus souvent lorsque vous employez ce moyen, le malade est dans le délire; il ne peut donc pas faire connaître ce qu'il éprouve. Mais les mêmes causes devront toujours produire les mêmes effets; si ce moyen fût devenu funeste à ceux qui avaient connaissance de leur position, il ne le sera pas moins pour le malade dans le délire.

Le 3 septembre 1830, n'étant atteint d'aucune maladie, mais voulant connaître et apprécier les grands inconvéniens qui peuvent résulter d'un passage subit d'une chaleur de trente-un degrés à celle de dix à douze degrés au dessus de zéro; désirant en rendre compte je l'expérimentai sur moi. En conséquence je commençai à onze heures du matin à prendre une tisane sudorifique; je me mis au lit, je me couvris suffisamment pendant trois heures pour appeler une transpiration générale assez abondante; je plaçai un thermomètre dans mon lit, la chaleur fut portée à trente-un degrés de Réaumur; pendant ce temps je pris huit tasses de tisane sudorifique à trente-deux degrés. J'envoyai sur-le-champ chercher un seau d'eau de puits; j'y trempai deux serviettes pliées en plusieurs doubles, je me découvris la tête et j'appliquai dessus ces deux serviettes mouillées dans ce seau d'eau qui, comme on le sait, est encore à dix ou douze degrés au dessus de zéro. Il n'y avait donc qu'une différence de vingt degrés de température entre la chaleur générale de mon corps et celle de l'eau dont je me suis servi. Cependant sur-le-champ la transpiration fut arrêtée par tout le corps; je persistai pendant douze minutes, et je renouvelai trois fois dans ce laps de temps l'application de cette eau, mais il me fut impossible d'aller au delà. J'éprouvai une douleur considérable dans tout le cuir chevelu, un froid général se répandit par tout le corps; ce ne fut qu'en restant au lit long-temps après avoir cessé l'application de cette eau froide, prenant des boissons chaudes, augmentant en même temps le poids de mes couvertures, faisant placer une boule d'étain remplie d'eau chaude à mes pieds, que je parvins à rappeler la chaleur. Mais la transpiration dont j'étais atteint en commençant l'opération ne se rétablit pas; un mal de tête très violent vers la bosse frontale du côté droit me prit vers les six heures du soir, continua pendant trois fois vingt-quatre heures, ainsi qu'une douleur dans tout le péricrane. Je ne puis attribuer l'un et l'autre de ces accidens qu'à l'irritation occasionnée par le froid, et à la suppression de transpiration de cette partie comme de toutes les autres parties du corps. Pendant trois jours j'essayai à rappeler cette transpiration par les moyens indiqués ci-dessus ; mais ce ne fut que vers les six heures du soir, le troisième jour, et après avoir persisté pendant cinq heures à prendre des boissons chaudes, et doublé mes couvertures, que j'y parvins, ce qui me débarrassa sur-le-champ de ce violent mal de tête qui n'avait pas cessé un seul instant. D'après cette observation on peut juger de l'état spasmodique de tout le système lymphatique et dermoïde. Je sais à quoi je m'exposais par cette expérience, mais je cherchais des preuves contre un système, et il me semblait que je ne pouvais mieux le combattre que par des faits.

Par l'application de la glace le malade éprouvera au moins dix degrés de froid de plus que celui dont je fus frappé; quelles différences cependant doivent avoir lieu dans les résultats d'une pareille expérience (si je puis me servir de cette expression) faite sur quelqu'un en bonne santé, et celui qui est atteint d'une maladie plus ou moins grave, et chez lequel il y a quelquefois une affection très intense d'un ou de plusieurs organes. Dira-t-on que mon observation ne prouve rien relativement à un malade, en ce que l'on ne profitera pas de l'instant où il sera en grande transpiration pour faire l'application de la glace; je suis bien convaincu qu'aucun médecin n'interrompra une crise que la nature tendrait à opérer par la transpiration; et d'après ce que je viens d'exécuter sur moi on ne peut pas douter que par l'application de la glace on obtiendrait ce résultat. Mais dans tous les cas le moindre inconvénient qui puisse en arriver est la suppression de l'insensible transpiration: si la nature se disposait à opérer une crise par cette voie, il ne lui serait plus possible de la produire.

Examinons ce qui se passe lorsque nous éprouvons du froid. Un mouvement général et involontaire de concentration des forces physiques s'exécute comme pour rappeler vers le centre ces mêmes forces vitales qui se trouvent trop répandues; dans ce moment la transpiration insensible est suspendue. Pendant tout le temps de l'application de la glace, ce mouvement général et involontaire de concentration, sera toujours dans le même état, parce que la nature va toujours rester sur ses gardes pour conserver le point central ou le moyen de réaction; mais le résultat de cette concentration involontaire est la suppression de la circulation dans les vaisseaux capillaires sanguins, et celle de la transpiration. Qu'on juge maintenant des congestions qui vont avoir lieu vers la tête (si des vaisseaux frappés d'inertie sont susceptibles d'engorgement), vers la poitrine, vers le cœur, vers le bas-ventre.

Mais la majeure partie de cette transpiration s'écoulera par les urines. Il s'en suivrait de là que toutes les fois que nous aurions une suppression de transpiration, ayant toujours une augmentation considérable d'évacuations par les voies urinaires, il ne devrait jamais résulter d'accident de cette suppression de transpiration. Cependant nous avons tous les jours des preuves du contraire, puisque les inflammations des membranes muqueuses de la bouche, du nez, de la gorge, de la poitrine, etc., ne sont que l'effet de l'irritation occasionné par le froid, qui produit une suppression de transpiration. Nous ne pouvons donc pas admettre que cette voie soit suffisante pour suppléer à la transpiration insensible. —Dans un homme en bonne santé, cette transpiration doit être de trois livres à trois livres et demie par vingt-quatre heures, dont un quart se fera pour les poumons; mais dans l'état de maladie elle doit augmenter avec la chaleur vitale. Supposons-la dans cet état à quatre livres; admettons que malgré l'application de la glace, celle des poumons ne sera pas arrêtée. Mais que vont devenir ces trois livres de transpiration insensible, dont la moitié a dû être supprimée par l'effet de cette opération? elles vont rester dans tous les vaisseaux limphatiques. Cette circulation qui continue d'agir et qui doit se débarrasser continuellement de la transpiration qui devient pour elle corps étranger, n'ayant plus de porte échappatoire ou de débouché (dont chaque pouce cube lui fournit mille ouvertures), va se trouver interrompue dans ses fonctions; tous les vaisseaux vont s'embarrasser, tous vont s'engorger, une rupture va avoir lieu, une hémorrhagie se manifeste: voilà quelquefois le salut du malade, si les forces physiques lui permettent de la supporter; mais si cette hémorrhagie a lieu dans le cerveau, ou dans la poitrine, ou dans le bas-ventre, la mort en est la suite et la suppression de transpiration une des causes.

Je vais ici copier textuellement deux des paragraphes de la thèse que j'ai soutenue à l'école de médecine de Paris, en janvier 1807, lorsque j'eus l'honneur d'être reçu docteur de cette faculté.

En 1794 étant dans l'Amérique septentrionale, dans la Virginie, des vaisseaux français y apportèrent une maladie épidémique qui nécessita l'établissement d'hôpitaux à l'île de Washington, située dans la baie de Chésapeake entre Norfolk et Portsmouth, près Hampton.

Quatorzième paragraphe. — Quoi qu'il en soit si, par un bienfait de la nature ou de l'art, les forces étaient suffisamment conservées, la sueur se manifestait du douzième au quatorzième jour; et pour donner une idée du trouble qui précédait cette éruption critique et du bien être qu'elle produisait comme par enchantement, je vais raconter ce qui m'est arrivé à moi-même; ayant bien étudié mon propre état, ce que j'en dirai sera plus certain, que ne peuvent jamais l'être des observations faites sur autrui.

Quinzième paragraphe. Les soins que je donnais aux malades m'exposaient à l'être comme eux, et je le fus en effet. Cependant mon âge et la vigueur de ma constitution me défendirent contre la violence du mal, et quoique dangereusement affecté, je ne le fus pas au point de perdre entièrement le sentiment de moi-même; j'éprouvai à un degré plus modéré, sans doute, la plupart des accidens dont j'ai parlé, et j'arrivai au quatorzième jour sans une amélioration sensible. Tout-à-coup je fus pris d'anxiétés extrêmes. Je voulus sortir de mon lit et me coucher dans un lit voisin; je m'évanouis dans les bras de ceux qui m'y transportaient. On m'y laissa comme mort et sans prendre le soin de me couvrir. La connaissance me revint dix minutes après, et j'étais baigné de sueur comme si l'on m'avait plongé en pleine eau. Pendant le court intervalle des trois heures qui suivirent, je trempai quinze chemises, et à mesure que cette sueur s'échappait, je me sentais, pour ainsi dire, renaître à la vie; ce que j'éprouvais est indicible, et peut être aucun fait observé sur un autre, quelque singulier qu'il eût été, ne m'eût mieux instruit sur la nature et sur les bienfaits si prompts des crises. Je puis dire que je fus guéri dès cet instant, et que j'entrai sur-le-champ en convalescence. Je ne me souvins de ma maladie que par une grande faiblesse et par le besoin de réparer mes forces.

D'après les médecins qui me soignaient j'avais évidemment une affection cérébrale avec délire, ainsi qu'un grand nombre de malades de l'hôpital. Si quelque temps avant que la crise s'opérât, on m'avait fait plusieurs applications de glace, en admettant qu'elles n'eussent pas frappé d'engourdissement, d'immobilité, d'insensibité le cerveau; elles auraient tout au moins empêché cette grande et abondante transpiration à laquelle je dus la vie et comme je l'ai dit plus haut ; cette transpiration, qui devient corps étranger, m'eût indubitablement donné la mort. Les crises s'opèrent par la transpiration, par les urines, par les selles, par l'expectoration. Hippocrate dit : Econduisez les matières par les voies où elles tendent, pourvu que ce soit par des issues convenables.

Mais la crise dont se sert la nature le plus souvent, et qui devient en quelque sorte l'ancre de salut du malade, est celle de la transpiration; les autres voies ne sont que secondaires. On pourrait dire qu'elles suffisent à la nature dans les maladies qui n'ont pas une grande intensité, autant cependant que l'on n'emploiera pas de moyens capables de supprimer l'insensible transpiration; mais lorsque celle-ci lui est interdite par le traitement que l'on exécute, jamais les autres voies ne seront suffisantes pour la guérison des maladies; la transpiration destinée par la nature à être portée au-dehors, deviendra dangereuse pour le malade, en ce qu'il faudra qu'elle se porte sur la vessie, sur les poumons, sur les voies digestives. Elle oblige ces organes à une augmentation d'action vitale que la nature ne peut pas toujours soutenir en raison de l'état de faiblesse dans lequel se trouve quelquefois le malade : aussi voyons-nous beaucoup de personnes, chez lesquelles la coction de la maladie ayant été imparfaite, succomber à cet accident, ou avoir une convalescence plus ou moins longue.

Considérant toutes les émanations comme partant de la circulation, il est constant que chaque organe en reçoit les élémens qui lui sont propres; ainsi la vessie par les reins, les uretères, en reçoit les urines; les pores de la peau, la transpiration, etc., etc. Vouloir changer la direction que la nature a donnée à chaque organe, c'est la contrarier dans ses opérations tandis que nous ne devons que l'observer et la favoriser dans ses dispositions. Hippocrate dit dans ses aphorismes : tout excès subit fait violence à la nature, évitons-les donc ces excès. Ainsi renonçons à l'application de la glace, que je considère comme le plus dangereux traitement que l'on puisse employer dans les affections cérébrales, dans toutes les maladies aiguës et dans un grand nombre de maladies chroniques; faisons la médecine expectante lorsque nous ne voyons rien à faire, plutôt que de nous livrer à un système de cette espèce; attendons la crise que la nature se dispose à opérer; et en observant avec attention, il arrivera un moment où cette même nature ne pouvant se suffire, nous parviendrons à la seconder par notre art en la favorisant dans ses dispositions.

Par tous les antiphlogistiques que l'art indique, par les saignées, par les sangsues, vous diminuez les forces vitales; aussi est-il essentiel de prendre la précaution de ne pas en enlever trop à la fois; dans la crainte qu'un commencement de congestion n'ait lieu, et que par une saignée trop considérable, vous n'empêchiez la réaction de s'établir en frappant la partie malade d'inertie. Il vaut mieux répéter la même opération deux, trois, quatre, cinq et six fois dans un temps plus ou moins éloigné, suivant l'état du malade; alors vous n'opérez qu'un dégorgement général et par ce moyen vous facilitez la réaction; vous n'enlevez pas plus de chaleur à cette partie que partout ailleurs, car il est bien nécessaire que cette chaleur soit toujours égale; et la preuve, c'est que nous voyons des dérangemens dans nos fonctions, toutes les fois qu'elle ne l'est pas.

D'après ce que je viens de dire, d'après mes observations, celles que j'ai pu recueillir de quelques confrères, je conclus que dans aucune circonstance on ne peut se permettre l'application de la glace dans les affections cérébrales; que c'est particulièrement sur cet organe, que son application devient plus dangereuse, en raison des inflammations qu'elle fixe, des engourdissemens qu'elle occasionne, de l'immobilité et de l'insensibilité dont elle atteint les parties malades, suite naturelle de l'organisation du cerveau.

TRAITEMENT

ANTI-DARTREUX

Du Docteur BERTHOMÉ,

Ancien médecin de l'hôpital d'Argenteuil, inspecteur des eaux sulfureuses d'Enghien (établissement de la Pêcherie), membre correspondant de l'Académie royale de médecine de Paris et de plusieurs sociétés savantes.

Les maladies de la peau, connues sous le nom de Dartres, reconnaissent pour cause une organisation particulière du système dermoïde, la cessation des menstrues, la délicatesse de la peau, la malpropreté, l'exposition continuelle à la poussière, l'abus des alcoholiques, la suppression d'hémorrhagies, des affections morales tristes, un travail trop prolongé, un mauvais régime, les excès de tous genres, la respiration d'un air malsain; elles peuvent dépendre du vice scrofuleux, ou d'un vice syphilitique; elles sont quelquefois héréditaires. A toutes ces causes on peut joindre l'idiosyncrasie, qui prédispose à ce genre de maladie. On distingue sept espèces de Dartres, dont la première est connue sous le nom de Dartre furfuracée ou farineuse : on la divise en deux espèces, la furfuracée volante et la furfuracée arrondie, dont le centre se trouve en quelque sorte fixé sur la partie malade, tandis que les bords se trouvent plus élevés et comme détachés.

Deuxieme espèce. — Dartre squammeuse, dont les exfoliations sont plus larges et ressemblent à des écailles. On en distingue quatre variétés : la première, squammeuse humide, ainsi appelée parce qu'il s'en écoule presque continuellement une humeur âcre qui occasionne de la douleur; elle affecte le plus ordinairement les oreilles, le nez, les lèvres, les parties génitales.

Deuxième variété. — Squammeuse orbiculaire, presque toujours sèche, occupant souvent le milieu des joues.

Troisième variété. — Squammeuse, centrifuge, occupant le creux des mains.

Quatrième variété. — Squammeuse lichénoïde, répandue quelquefois par tout le corps, ayant l'écaille dure, sèche et blanche.

TROISIÈME ESPÈCE. — Dartre crustacée, ou croûteuse, ainsi appelée parce qu'elle forme des croûtes qui prennent différentes couleurs, différentes formes, lesquelles tombent et se renouvellent assez promptement.

On en distingue trois variétés :

Première variété. — Crustacée flavescente; croûte jaune semblable à du miel desséché, occupant la face, le plus souvent le milieu des joues.

Deuxième variété. — Crustacée stalactiforme, occupant les ailes du nez.

Troisième variété. — Crustacée musciforme, croûte grise, verdâtre, semblable à de la mousse, occupant le plus souvent la face antérieure des jambes et quelquefois le visage.

QUATRIÈME ESPÈCE. — Dartre rongeante; on la reconnaît à des boutons pustuleux, à des ulcères rougeâtres, lesquels fournissent un pus sanieux, s'étendant en largeur et en profondeur au point d'aller jusqu'aux muscles et même aux os.

On en distingue trois variétés :

Première variété. — Rongeante idiopathique.

Deuxième variété. — Rongeante scrofuleuse.

Troisième variété. — Rongeante syphilitique.

C'est au médecin à juger la cause pour remédier à l'effet.

Cinquième espèce. — Dartre pustuleuse; pustules plus ou moins volumineuses, plus ou moins rapprochées : elles contiennent une matière qui se dessèche, formant des écailles et des croûtes qui, lorsqu'elles tombent, laissent apercevoir une peau plus ou moins rouge.

On en distingue quatre variétés :

Première variété. — Pustuleuse mentagre; elle occupe le menton.

Deuxième variété. — Pustuleuse couperosée, rouge, rugueuse, irrégulière, occupant le nez, les pommettes, le front.

Troisième variété. — Pustuleuse miliaire; petits boutons blanchâtres ressemblant à des graines de millet, occupant le front et le menton.

Quatrième variété. — Pustuleuse disséminée, boutons plus gros que les précédens, répandus quelquefois par tout le corps, mais occupant le plus souvent la poitrine.

Sixième espèce. — Dartre phlycténoïde; phlyctènes remplies de sérosité à la suite desquelles il se forme des écailles.

On en distingue deux variétés :

Première variété. Phlycténoïde confluente, dont les vésicules se touchent quelquefois.

Deuxième variété. — La phlycténoïde en zone, appelée *zona*, feu de St-Antoine; elle ressemble beaucoup à l'érysipèle.

Septième espèce. — Dartre érithémoïde; petits boutons rouges, enflammés, ressemblant à des piqûres d'orties, se terminant par desquamation.

Tous les médecins reconnaissent les diverses espèces de dartres dont je viens de donner les signes caractéristiques, et à quoi on les distingue les unes des autres. Mais pourquoi faire cette différence, puisqu'elles ont toutes les mêmes causes et qu'elles exigent toujours le même mode de traitement? Souvent la Dartre qui se montre sous l'aspect furfuracé ou farineux, si elle est négligée, va devenir croûteuse, etc. Les seules apparences extérieures, importantes à remarquer, sont celles qui nous font distinguer l'origine vénérienne ou scrofuleuse, parce que c'est d'après ces connaissances que nous devons nous diriger.

Mais lorsque ces documens sont acquis, je ne vois plus la nécessité de distinguer par rapport au moyen de guérison, les Dartres farineuses, pustuleuses, miliaires, croûteuses, etc., puisque les bases du traitement ne varient point en raison de ces différences. Nous ne devons donc reconnaître d'autres espèces de Dartres que celles qui se fondent sur leurs causes.

C'est à tort que l'on a considéré toutes les Dartres comme contagieuses : généralement elles ne produisent pas cet effet. J'ai eu occasion bien des fois de traiter des personnes mariées, dont l'une ou l'autre seulement était atteinte de cette maladie, et quelques unes, par leur position sociale, n'étaient pas à même de faire deux lits, cependant il n'y a jamais eu de contagion.

Voici un autre préjugé qu'il est important de détruire, parce qu'il doit faire beaucoup de victimes. Il existe un grand nombre de personnes atteintes de cette maladie, qui ne voudraient pas s'en faire guérir, la considérant comme utile à leur santé. Ce préjugé a eu quelquefois des suites tellement funestes, qu'il est important de faire connaître quelques uns des inconvéniens qui peuvent résulter d'un pareil système. Si la Dartre la plus simple, lorsqu'elle est négligée, peut prendre un caractère dangereux, il est évident qu'on s'expose beaucoup en ne se faisant pas traiter. Il est certain qu'on en voit de cette espèce qui tout-à-coup prennent un caractère tellement grave, que tous les moyens curatifs deviennent insuffisans. Quelques malades tombent dans le marasme et meurent dans l'étisie; d'autres éprouvent des démangeaisons tellement insupportables qu'ils se déchirent toutes les parties malades.

A la suite de ce prurit, il survient des cuisons si violentes, que j'ai entendu plusieurs malades dire que, s'il n'y avait pas moyen d'apaiser leurs douleurs, ils préféreraient la mort à cet état.

Toutes les fois qu'il existe quelques traces de cette maladie, il vaut donc infiniment mieux se faire traiter que d'attendre que la maladie prenne un caractère plus grave, parce que la guérison sera d'autant plus prompte, que l'affection sera moins ancienne et moins considérable.

TRAITEMENT.

Les deux moyens principaux de ce traitement sont un *onguent adoucissant et fondant* et *un sirop dépuratif*, dont l'efficacité constante a été démontrée à l'auteur par une longue expérience et un grand nombre d'observations parfaitement constatées. Ceux deux médicamens, ainsi que la tisane qu'on est obligé de leur associer, pour en assurer le succès, ont été combinés de telle sorte que, dans aucun cas, il ne peut en résulter le plus léger inconvénient, surtout si on a le soin d'observer les précautions suivantes :

1° Il est souvent nécessaire de commencer le traitement par une saignée générale ou par une application de sangsues, soit près de la partie malade, soitsur un point plus ou moins éloigné; on est même quelquefois obligé d'en réitérer l'usage. Quelquefois aussi il est indispensable d'établir un vésicatoire que l'on doit conserver pendant le cours du traitement, et jusqu'à parfaite guérison. L'emploi de ces moyens est subordonné à la constitution du malade, à l'état de la maladie, à son ancienneté et à une infinité d'autres circonstances qui ne peuvent être bien appréciées que par le médecin. Il est aussi nécessaire de suivre un régime sobre et adoucissant. Il faut surtout éviter le vin, le café, les liqueurs, et se nourrir de préférence de légumes et de viandes blanches.

2° La tisane que doit prendre le malade se prépare ainsi qu'il suit :

Eau ordinaire, un litre et quart;

Racine de patience, } de chacune, deux gros.
Douce-amère, }

On fait bouillir le tout jusqu'à réduction à un litre.

Cette quantité de tisane doit être consommée dans les vingt-quatre heures, mais il faut surtout ne pas négliger d'en prendre deux tasses à jeun, à une demi-heure d'intervalle, et une tasse en se couchant, avec addition dans chacune d'une cuillerée à bouche du *sirop dépuratif* préparé suivant la formule du docteur Berthomé; cependant les enfans au-dessous de douze ans ne prendront par jour qu'une cuillerée de sirop. On ne doit point ajouter de sirop dépuratif au reste de la tisane que l'on consomme dans le courant de la journée. On continue l'usage de cette boisson, comme il vient d'être dit, pendant quinze jours ou trois semaines, plus ou moins, suivant la constitution du malade, la nature et l'ancienneté de la maladie; et ce n'est qu'après cela qu'on doit se servir, sur les parties affectées, de l'*onguent adoucissant* suivant la formule de l'auteur. Ce point du traitement est de la plus haute importance, et par conséquent le malade doit être dirigé par le médecin.

3° L'onguent doit être employé deux fois par jour sur toutes les parties malades. Un petit pinceau est assez commode pour cette opération. Si l'onguent était devenu trop ferme, il faudrait y ajouter un peu de bonne huile d'olives. Lorsque toutes les parties malades sont bien enduites d'onguent, on les recouvre d'un linge qui doit servir au même usage pendant une huitaine de jours, à moins qu'il ne soit sali par la suppuration; il faut seulement le recouvrir d'un autre linge qu'on change chaque fois qu'on le juge convenable. Tous les trois à quatre jours, on enlève aussi exactement que possible, au moyen d'un peu d'huile d'olives et d'un linge fin, l'onguent qui reste, à chaque pansement, sur les parties malades; et, si les Dartres occupent la figure, on peut répéter cette opération tous les matins : il vaut cependant infiniment mieux s'en dispenser, si cela est possible. La tisane, le sirop dépuratif et l'onguent doivent être employés avec exactitude et persévérance jusqu'à la fin du traitement, et il est nécessaire de voir le médecin de temps en temps, afin qu'il puisse juger des progrès de la guérison et assigner le terme du traitement.

M. Berthomé demeure rue des Prouvaires, n° 32, où il donne des consultations tous les jours, de dix heures à une heure, excepté le samedi et le dimanche.

Les personnes qui feront à M. Berthomé l'honneur de venir le consulter, pourront prendre connaissance d'un grand nombre de certificats qui lui ont été délivrés après parfaite guérison. Ces pièces sont visées par MM. les maires des communes dans lesquelles

les guérisons ont eu lieu, et les plus éloignées ne sont pas à quatre lieues de la capitale.

M. Berthomé joint à ses certificats celui de M. le docteur Pariset :

Je soussigné docteur médecin, officier de la légion-d'honneur, secrétaire perpétuel de l'académie royale de médecine de Paris, médecin à la Salpêtrière, etc., etc., certifie que M. Berthomé, docteur médecin de la faculté de Paris, ancien médecin de l'hôpital d'Argenteuil, inspecteur des eaux sulfureuses d'Enghien, membre correspondant de l'Académie royale de médecine de Paris et de plusieurs sociétés savantes, demeurant rue des Prouvaires, n° 32 à Paris,

Nous a présenté, le vingt-cinq juin 1830, madame Quisi, Françoise Simard, âgée de cinquante-cinq ans, résidant rue Saint-Jacques, n° 128, laquelle lui avait été adressée par le bureau de charité du onzième arrondissement de Paris, le 16 juin 1830, ainsi que le porte le certificat d'indigence délivré par MM. les administrateurs, signé Dutramblay, Baron et Pelletier.

Elle avait depuis treize ans cinq ulcères dartreux sur la figure, savoir, sur la tempe du côté droit, un ulcère d'environ deux pouces carrés; sur la joue du même côté un autre de même nature et à peu près de même grandeur; un troisième occupait toute l'étendue de la lèvre supérieure, fournissant une matière ichoreuse extrêmement abondante et fétide; un quatrième en travers sur les os propres du nez gagnant l'angle interne de chaque œil : enfin un cinquième d'environ un pouce à l'angle de la mâchoire inférieure du côté gauche; tous suppuraient abondamment, la figure était excessivement boursouflée. Dans le cours du traitement que M. Berthomé lui a fait subir, il nous l'a présentée plusieurs fois afin que nous pussions juger des progrès de la guérison. Le 4 novembre 1830, M. Berthomé l'amena à l'Académie de médecine : nous fûmes à même d'attester à plusieurs membres de l'Académie l'état dans lequel nous avions vu la malade; état qui ne peut en rien se comparer à l'état présent, duquel on pourrait conclure qu'il y a guérison parfaite.

Paris, le 2 février 1831.

E. PARISET.

Vu pour la légalisation de la signature de M. Pariset,

L'agent de surveillance,

BUSNOT.

Voici quelques uns des certificats délivrés au docteur Berthomé, après des guérisons opérées par son traitement :

Je soussignée veuve B..., demeurant à Argenteuil, certifie que, depuis six ans j'étais atteinte de dartres à la figure; que, pendant ce temps, j'ai consulté plusieurs médecins, et que le dernier que je vis et duquel j'ai suivi le traitement pendant long-temps, me dit, à sa dernière consultation, qu'il fallait vivre avec mon ennemi. J'eus recours à M. Berthomé, docteur-médecin à Argenteuil, qui me fit subir un traitement tant intérieur qu'extérieur, et dans deux mois j'ai été guérie.

Veuve B.....

Vu pour la légalisation de la signature de madame B..... apposée ci-dessus.

Argenteuil, le 7 septembre 1829.

Le Maire, BERNIER.

(Délivré dix-huit mois après la guérison.)

Je soussigné certifie qu'ayant employé tous les modes de traitement que l'art indique pour me débarrasser de dartres dont j'étais atteint depuis quarante ans, et n'en ayant éprouvé aucun soulagement, je me suis adressé à M. Berthomé, qui m'a guéri dans l'espace de cinq mois.

C...., cultivateur à Argenteuil.

Vu à la mairie d'Argenteuil, pour légalisation de la signature ci-dessus, le 6 octobre 1829.

Le Maire, BERNIER.

(Délivré un an après la guérison.)

Madame M.... certifie qu'elle était affectée de dartres depuis dix-huit mois et qu'elle a été guérie par M. Berthomé.

Vu pour légalisation de la signature de madame M..., par le Maire d'Argenteuil, le 7 septembre 1829.

Signé, BERNIER.

(Délivré sept mois après la guérison.)

M. C..., affecté depuis trois ans de dartres à la figure, avec ulcération au-dessous du nez, atteste qu'il a été guéri, dans l'espace de trois mois, par le traitement que lui a fait subir

M. Berthomé, tant intérieurement qu'extérieurement.

La signature de M. C... a été légalisée par M. Bernier, Maire d'Argenteuil, le 7 septembre 1826.

(Délivré six mois après la guérison.)

Mademoiselle F..., atteinte de dartres dans les oreilles et sur les bras, depuis dix ans, certifie que M. Berthomé l'a guérie, en trois mois, par un traitement intérieur et extérieur.

La signature de Mademoiselle F... a été légalisée par M. Bernier, Maire d'Argenteuil, le 7 octobre 1829.

(Délivré le 8 septembre 1829, un an après la guérison).

Madame veuve T..., demeurant à Épinay (Seine), certifie qu'étant affectée de dartres à la jambe droite, depuis 1820, elle a subi plusieurs traitemens, avant d'avoir recours à M. Berthomé, et qu'en trois mois elle a été guérie par ce dernier.

La signature de Madame veuve T... a été légalisée par M. Mulot, adjoint au Maire d'Épinay, en l'absence de ce dernier, le 21 septembre 1829.

(Délivré le 14 septembre 1829, deux ans après la guérison).

M. G..., atteint de dartres dans le nez, depuis dix ans, atteste qu'il a été guéri par le traitement intérieur et extérieur de M. Berthomé.

La signature de M. G... a été légalisée par M. Bernier, Maire d'Argenteuil, le 18 janvier 1830.

(Délivré trois ans après la guérison).

M. Grélat, docteur en médecine, demeurant à Argenteuil, certifie qu'après avoir traité, pendant six mois, sans succès, le nommé P..., affecté de dartres sur les mains, il employa le traitement de M. Berthomé, et qu'au bout de deux mois le malade fut guéri.

La signature du docteur Grélat a été légalisée par M. Bernier, Maire d'Argenteuil, le 6 octobre 1829.

M. Berthomé a cru inutile de joindre ici d'autres Certificats pour prouver l'efficacité de son Traitement; mais on peut en voir chez lui un très grand nombre dont l'authenticité est parfaitement constatée. On y verra sa correspondance à ce sujet dans plusieurs départemens.

M. Berthomé, demeurant à Paris, rue des Prouvaires, n° 32, traite par correspondance et recevra les Lettres affranchies.

Nota. Les personnes atteintes d'affections dartreuses et munies d'un certificat d'indigence des bureaux de Paris, recevront sans payer les médicamens nécessaires à leur guérison.

Les contrefacteurs seront punis conformément à la loi.

Imprimerie de Gaultier-Laguionie, rue de Grenelle St.-Honoré, n. 55

www.ingramcontent.com/pod-product-compliance
Ingram Content Group UK Ltd.
Pitfield, Milton Keynes, MK11 3LW, UK
UKHW020428230726
13925UKWH00004B/1647

9 782014 085389